RÜCKENFIT IM ALLTAG

Praktische Tipps und Tricks für eine
starke und gesunde Wirbelsäule

Mag. Eva Prasch

Copyright © 2023 Mag. Eva Praasch

Impressum
Mag. Eva Prasch
Apto 8 Pda Les Sorts 8
43320 Pratdip
España
web: https://evaprasch.com/

Vervielfältigung nur mit Genehmigung des Herausgebers gestattet.
Verwendung oder Verarbeitung durch unautorisierte Dritte in allen
gedruckten, audiovisuellen, akustischen oder anderen Medien ist untersagt.
Die Textrechte verbleiben beim Autor, dessen Einverständnis zur
Veröffentlichung hier vorliegt. Für Satzfehler keine Haftung.
Impressum
Autor Mag. Eva Prasch,

© 2023 Mag. Eva Prasch. Alle Rechte vorbehalten.
Satz: Mag. Eva Prasch
Umschlag: Mag. Eva Prasch
Druck und Bindung: Mag. Eva Prasch

CONTENTS

ÜBER MICH

Hallo!

Mein Name ist Eva, und ich bin ein begeisterter Gesundheits Enthusiastin mit Leidenschaft für eine starke und gesunde Wirbelsäule.

Seit vielen Jahren beschäftige ich mich intensiv mit dem Thema Rückengesundheit und habe zahlreiche praktische Tipps und Tricks gesammelt, die ich gerne mit anderen teilen möchte.

Meine Reise zu einem rückengesunden Lebensstil begann vor einigen Jahren, als ich persönlich mit Rückenbeschwerden zu kämpfen hatte. Ich erkannte, wie wichtig es ist, sich um unsere Wirbelsäule zu kümmern, um ein aktives und schmerzfreies Leben führen zu können. Mit viel Forschung, Beratung von Fachleuten und ausgiebigem Experimentieren entwickelte ich meine eigene Strategie für Rückenfitness im Alltag.

In meinem Buch „Rückenfit im Alltag: Praktische Tipps und Tricks für eine starke und gesunde Wirbelsäule" teile ich mein Wissen und meine Erfahrungen, um anderen Menschen zu helfen, ihre Rückengesundheit zu verbessern.

Das Buch ist für Menschen jeden Alters und jeder Fitnessstufe konzipiert und bietet einen ganzheitlichen Ansatz für ein rückenfreundliches Leben.

In den Kapiteln meines Buches gehe ich auf verschiedene Aspekte ein, die zu einer gesunden Wirbelsäule beitragen.

Ich erkläre, wie eine gute Körperhaltung im Alltag erreicht werden kann und gebe praktische Übungen, die leicht in den Tagesablauf integriert werden können. Außerdem teile ich wertvolle Ratschläge zur Stärkung der Rückenmuskulatur und zur Verbesserung der Flexibilität.

Ein weiterer wichtiger Punkt, den ich anspreche, ist die Bedeutung einer ausgewogenen Ernährung für eine starke Wirbelsäule. Ich zeige auf, welche Nährstoffe und Lebensmittel besonders förderlich sind und wie man eine rückenfreundliche Ernährung umsetzen kann.

Neben den physischen Aspekten betone ich auch die Bedeutung von Stressbewältigung und Entspannungstechniken für den Rücken. Stress kann sich negativ auf unseren Körper auswirken, und ich gebe Tipps, wie man Stress reduzieren und so das Wohlbefinden der Wirbelsäule fördern kann.

Mein Ziel mit diesem Buch ist es, den Lesern zu zeigen, dass es keine komplizierten oder zeitaufwendigen Maßnahmen erfordert, um eine starke und gesunde Wirbelsäule zu haben.

Es sind oft kleine Veränderungen im Alltag, die den Unterschied machen. Mit meiner Anleitung können Leserinnen und Leser Schritt für Schritt ihre Rückengesundheit verbessern und langfristig von den positiven Auswirkungen profitieren.

Ich hoffe, dass mein Buch „Rückenfit im Alltag: Praktische Tipps und Tricks für eine starke und gesunde Wirbelsäule" vielen Menschen dabei hilft, ihren Rücken zu stärken und ein aktives, schmerzfreies Leben zu führen.

Eine gesunde Wirbelsäule ist der Schlüssel zu einem glücklichen und erfüllten Leben!

Herzlichst,

Eva

I. EINLEITUNG

Mit der Einleitung des Buches „Rückenfit im Alltag: Praktische Tipps und Tricks für eine starke und gesunde Wirbelsäule" stelle ich Ihnen das Thema Rückenbeschwerden und ihre Auswirkungen auf den Alltag vor.

Ich möchte betonen, wie wichtig eine starke und gesunde Wirbelsäule für die körperliche Gesundheit und das Wohlbefinden ist.

Das Ziel des Buches besteht darin, Ihnen praktische Tipps und Tricks für ein rückenfreundliches Verhalten im Alltag zu vermitteln.

In der Einleitung verdeutliche ich, dass Rückenschmerzen ein weitverbreitetes Problem darstellen und in vielen Fällen eine große Belastung für Betroffene darstellen.

Im Zusammenhang mit der Wirbelsäule hebe ich die Bedeutung von richtiger Haltung, Bewegung und Ernährung für die Vorbeugung von Rückenbeschwerden hervor.

Ich gehe darauf ein, wie wichtig es ist, sich im Alltag bewusst mit dem Thema auseinanderzusetzen und gezielt Maßnahmen zu ergreifen.

Ich möchte Ihr Interesse wecken und Ihnen einen ersten Eindruck vom Inhalt und Ziel des Buches vermitteln und einen ersten Eindruck von Inhalt und Ziel des Buches geben.

Ich beschreibe, welche Probleme mit Rückenbeschwerden verbunden sein können und wie Sie diesen Problemen im Alltag durch gezieltes Verhalten begegnen können.

VORSTELLUNG DES THEMAS: RÜCKENBESCHWERDEN UND IHRE AUSWIRKUNGEN AUF DEN ALLTAG

Rückenbeschwerden sind ein weit verbreitetes Problem, das in vielen Fällen zu einer großen Belastung werden kann.
Sie können sich auf unterschiedliche Art und Weise äußern, z.B. als akute Schmerzen, Verspannungen oder Einschränkungen in der Mobilität.
Rückenbeschwerden können verschiedene Ursachen haben, wie z.B.
- **eine falsche Haltung,**
- **einseitige Belastungen,**
- **Bewegungsstörungen oder**
- **auch Stress.**

Die Auswirkungen von Rückenbeschwerden auf den Alltag können sehr vielfältig sein.
So können sie z.B. dazu führen, dass Sie bestimmte Aktivitäten nicht mehr ausführen können oder dass Sie aufgrund von Schmerzen und Verspannungen nicht mehr gut schlafen können.

Auch Ihre **Konzentration** kann unter Rückenschmerzen leiden. Nicht zuletzt können Rückenbeschwerden auch Auswirkungen auf das psychische Wohlbefinden haben.

Wenn Sie z.B. aufgrund von Schmerzen nicht mehr in der Lage ist, bestimmte Hobbys auszuüben oder sich mit Freunden zu treffen, kann dies zu Frustration und Einsamkeit führen.
Daher ist es wichtig, Rückenbeschwerden vorzubeugen und gezielt Maßnahmen zu ergreifen, um die Wirbelsäule zu stärken und gesund zu erhalten.
Eine gesunde Wirbelsäule ist die Grundlage für ein aktives und gesundes Leben.

In diesem Buch möchte ich Ihnen praktische Tipps und Tricks für ein rückenfreundliches Verhalten im Alltag vermitteln, um Rückenbeschwerden vorzubeugen und Ihre Wirbelsäule zu stärken.

BEDEUTUNG EINER STARKEN UND GESUNDEN WIRBELSÄULE FÜR DIE KÖRPERLICHE GESUNDHEIT UND DAS WOHLBEFINDEN

Eine starke und gesunde Wirbelsäule ist von zentraler Bedeutung für Ihre körperliche Gesundheit und Ihr Wohlbefinden.

Ihre Wirbelsäule ist das zentrale Stützsystem Ihres Körpers und hat eine wichtige Schutzfunktion für das Rückenmark. Sie trägt das Gewicht des Oberkörpers und sorgt dafür, dass wir uns aufrecht halten können.

Eine gesunde Wirbelsäule ermöglicht Ihnen eine aufrechte Haltung, eine gute Beweglichkeit und eine ausgewogene Belastung der Muskulatur.

Rückenbeschwerden können daher nicht nur zu körperlichen Einschränkungen führen, sondern auch das Wohlbefinden beeinträchtigen.

Schmerzen und Verspannungen führen zu einer erhöhten

Belastung im Alltag und schränken uns in unseren Aktivitäten ein.

Eine starke und gesunde Wirbelsäule hingegen unterstützt Sie dabei, aktiv und mobil zu bleiben, besser zu bewegen und somit Ihr Wohlbefinden zu steigern.

Eine gesunde Wirbelsäule trägt auch dazu bei, Verletzungen und Erkrankungen im Zusammenhang mit dem Rücken vorzubeugen.

Durch gezieltes Training stärken Sie Ihre Wirbelsäule und minimieren somit das Risiko von Verletzungen und Erkrankungen.
In diesem Buch möchte ich Ihnen praktische Tipps und Tricks vermitteln, um Ihre Wirbelsäule zu stärken und gesund zu erhalten.

Ich möchte Ihnen zeigen, wie Sie Ihre Haltung verbessern und gezielt Ihre Rückenmuskulatur aufbauen können.

Mein Ziel ist es, Sie dabei zu unterstützen, eine starke und gesunde Wirbelsäule zu entwickeln und somit Ihre körperliche Gesundheit und Ihr Wohlbefinden zu fördern.

ZIEL DES BUCHES: PRAKTISCHE TIPPS UND TRICKS FÜR EIN RÜCKENFREUNDLICHES VERHALTEN IM ALLTAG

Dieses Buch hat das Ziel , Ihnen praktische Tipps und Tricks für ein rückenfreundliches Verhalten im Alltag zu vermitteln.

Ich möchte Ihnen zeigen, wie Sie Ihre Wirbelsäule stärken und gesund erhalten können, um Rückenbeschwerden vorzubeugen und Ihr Wohlbefinden zu steigern.

Dabei liegt mein Fokus auf einfachen Übungen und Verhaltensweisen, die Du ohne großen Aufwand in den Alltag integrieren kannst.

Ich möchte Ihnen zeigen, dass es oft schon kleine Veränderungen im Alltag gibt, die einen großen Unterschied machen können.

Denn ein rückenfreundliches Verhalten muss nicht kompliziert oder zeitaufwendig sein. Mit den richtigen Tipps und Tricks können Sie Ihre Wirbelsäule im Alltag stärken und somit ein gesundes und schmerzfreies Leben führen.

Mein Ziel ist es, Ihnen ein umfassendes Verständnis für die Bedeutung einer gesunden Wirbelsäule zu übertragen und Ihnen konkrete Handlungsempfehlungen zu geben, wie Sie Ihre Wirbelsäule stärken und gesund erhalten können.

Ich möchte Ihnen zeigen, dass ein rückenfreundliches Verhalten nicht nur zur Vorbeugung von Rückenbeschwerden beitragen kann, sondern auch das Wohlbefinden und die körperliche Gesundheit steigert.

Dieses Buch richtet sich an Sie, die ihre Wirbelsäule stärken und gesund erhalten möchten.

Egal, ob Sie bereits unter Rückenbeschwerden leiden oder einfach nur vorbeugen möchten – mit den Tipps und Tricks in diesem Buch können Sie Ihre Wirbelsäule im Alltag stärken und somit ein gesundes Leben führen.

II. DIE ANATOMIE DER WIRBELSÄULE

Die Wirbelsäule ist eine komplexe Struktur, die aus insgesamt **24 beweglichen Wirbeln** besteht.

Diese sind unterteilt in **sieben Halswirbel, zwölf Brustwirbel und fünf Lendenwirbel**.

Die Wirbel sind durch **elastische Bandscheiben** voneinander getrennt und bilden somit eine flexible und stabile Struktur.

Die Wirbelsäule hat mehrere wichtige Funktionen. Sie schützt das Rückenmark und ermöglicht eine aufrechte Haltung.

Außerdem sorgt sie dafür, dass wir uns bewegen können, indem sie die Verbindung zwischen Oberkörper und Becken herstellt. Die Wirbelsäule trägt das Gewicht des Oberkörpers und sorgt dafür, dass sie gleichmäßig auf die Beine verteilt wird.

Die Wirbelsäule wird von verschiedenen Muskeln gestützt und bewegt.

Dazu gehören unter anderem die **Rückenmuskulatur**, die **Bauchmuskulatur** und die **Schultermuskulatur**. Diese Muskeln arbeiten zusammen, um die Wirbelsäule in stabiler und flexibler Funktion zu unterstützen.

Ein Verständnis der Anatomie der Wirbelsäule ist wichtig, um gezielte Übungen durchzuführen und Verhaltensweisen im Alltag anzupassen, um eine gesunde und starke Wirbelsäule zu erhalten.

In diesem Kapitel werde ich Ihnen daher einen Überblick über die Anatomie der Wirbelsäule geben, um Ihnen ein besseres Verständnis für die Bedeutung einer gesunden Wirbelsäule zu vermitteln.

Funktion der Wirbelsäule

Der Wirbelkörper bildet die stabile Basis der Wirbelsäule und trägt das Gewicht des Oberkörpers. Der Wirbelbogen bildet zusammen mit dem Wirbelkörper ein Knochenrohr, in dem sich das Rückenmark befindet.

Die Bandscheiben zwischen den Wirbeln haben eine wichtige stoßdämpfende Funktion und ermöglichen eine flexible Beweglichkeit der Wirbelsäule. Sie bestehen aus einem gelartigen Kern und einem faserigen Ring und sind äußerst widerstandsfähig.

Die Wirbelsäule hat mehrere wichtige **Funktionen. Sie schützt das Rückenmark und ermöglicht eine aufrechte Haltung**.

Außerdem sorgt sie dafür, dass wir uns bewegen können, indem sie die Verbindung zwischen Oberkörper und Becken herstellt.

Die Wirbelsäule trägt das Gewicht des Oberkörpers und sorgt dafür, dass sie gleichmäßig auf die Beine verteilt wird.

Um diese **Funktionen** zu erfüllen, wird die Wirbelsäule von verschiedenen Muskeln gestützt und bewegt.

Dazu gehören unter anderem **die Rückenmuskulatur, die Bauchmuskulatur und die Schultermuskulatur**.

Diese Muskeln arbeiten zusammen, um die Wirbelsäule in stabiler und flexibler Funktion zu unterstützen.

Ein Verständnis des Aufbaus und der Funktion der Wirbelsäule ist wichtig, um gezielte Übungen durchzuführen und Verhaltensweisen im Alltag anzupassen, um eine gesunde und starke Wirbelsäule zu erhalten.

Die verschiedenen Abschnitte der

Wirbelsäule und ihre Besonderheiten

Die Wirbelsäule ist in drei Abschnitte unterteilt: den Hals-, Brust- und Lendenwirbelbereich.
Jeder Abschnitt hat seine eigenen Besonderheiten und Aufgaben.

Der **Halswirbelbereich**, auch zervikaler Abschnitt genannt, umfasst die sieben obersten Wirbel der Wirbelsäule.
Diese sind sehr beweglich und haben eine große Beweglichkeit des Kopfes. Allerdings sind sie auch **anfällig für Angriffe und Verspannungen**, da sie oft einer einseitigen Belastung durch sitzende Tätigkeiten oder einer falschen Körperhaltung ausgesetzt sind.

Der **Brustwirbelbereich**, auch Thorakaler Abschnitt genannt, umfasst zwölf Wirbel in der Brustregion.

Diese Wirbel sind durch die Rippen verbunden und bieten somit Schutz für das Herz und die Lunge.

Da die Mobilität in diesem Bereich begrenzt ist, ist er weniger anfällig für Zugang als Halswirbelbereich.

Der **Lendenwirbelbereich**, auch Lumbaler Abschnitt genannt, umfasst die fünf untersten Wirbel der Wirbelsäule.

Diese sind am meisten belastet, da sie das Gewicht des Oberkörpers tragen und somit ein hohes Verletzungsrisiko besteht. Eine starke und stabile Rückenmuskulatur ist daher besonders wichtig, um die Lendenwirbelsäule zu schützen.

Eine besondere Rolle spielt auch das **Kreuzbein**, das aus mehreren verschmolzenen Wirbeln besteht. Es bildet das untere Ende der Wirbelsäule und ist mit dem Becken verbunden.
Das Kreuzbein dient als stabile Basis und bietet Halt und Unterstützung für die Wirbelsäule und den gesamten Körper.

In diesem Kapitel werde ich mich genauer mit den Besonderheiten der einzelnen Abschnitte der Wirbelsäule befassen und Ihnen zeigen, wie Sie durch gezielte Übungen und Anpassungen im Alltag Ihre Wirbelsäule stärken und schützen können.

Bedeutung der Wirbelsäule für die Körperhaltung und Beweglichkeit

Die Wirbelsäule spielt eine zentrale Rolle für unsere Körperhaltung und Mobilität.

Sie bildet das zentrale Achsenskelett des Körpers und trägt maßgeblich zur aufrechten Haltung bei.

Eine starke und stabile Wirbelsäule ist daher nicht nur wichtig für eine gute Körperhaltung, sondern auch für eine gesunde Beweglichkeit.

Durch eine aufrechte Haltung wird die Belastung auf die einzelnen Wirbel und Bandscheiben gleichmäßig verteilt und somit das Risiko von Rückenbeschwerden minimiert.

Eine **schlechte Haltung**, wie z.B. ein **krummer Rücken** oder ein **hängender Kopf**, führt dagegen zu einer einseitigen Belastung und kann langfristig zu Verspannungen, Schmerzen und Schäden an der Wirbelsäule führen.

Auch die Beweglichkeit hängt maßgeblich von einer gesunden Wirbelsäule ab. Durch die Beweglichkeit der einzelnen Wirbel können Sie sich in alle Richtungen drehen, beugen und strecken.

Eine eingeschränkte Beweglichkeit führt dagegen zu einer Versteifung der Wirbelsäule und damit zu Einschränkungen in der täglichen Bewegung.

Daher ist es **wichtig, die Wirbelsäule regelmäßig zu trainieren und** auf **eine gute Haltung** zu achten.

III. URSACHEN VON RÜCKENBESCHWERDEN

Rückenbeschwerden können verschiedene Ursachen haben und treten häufig aufgrund einer Überbelastung der Wirbelsäule auf.

Zu den **häufigsten Ursachen** von Rückenbeschwerden gehören eine
- **falsche Körperhaltung**
- **Bewegungsmangel**
- **Übergewicht**
- **Stress und**
- **körperliche Überlastung**.

Eine **schlechte Körperhaltung**, wie z.B. ein krummer Rücken oder ein hängender Kopf, führen zu einer einseitigen Belastung der Wirbelsäule und können langfristig zu Verspannungen, Schmerzen und Schäden an der Wirbelsäule führen.

Auch **langes Sitzen oder Stehen** in einer falschen Haltung kann Rückenbeschwerden verursachen.

Bewegungsmangel und Übergewicht führen ebenfalls zu einer Überlastung der Wirbelsäule. Ein schwacher Rücken und eine Muskulatur können nicht ausreichend entlasten und stabilisieren, wodurch es zu Schmerzen und Beschwerden kommen kann.

Übergewicht belastet außerdem zusätzlich die Wirbelsäule und kann zu einem vorzeitigen Verschleiß der Bandscheiben führen.

Auch die Beweglichkeit hängt maßgeblich von einer gesunden Wirbelsäule ab. Durch die Beweglichkeit der einzelnen Wirbel können wir uns in alle Richtungen drehen, beugen und strecken. Eine eingeschränkte Beweglichkeit führt dagegen zu einer Versteifung der Wirbelsäule und damit zu Einschränkungen in der täglichen Bewegung.

Daher ist es wichtig, die Wirbelsäule regelmäßig zu trainieren und auf eine gute Haltung zu achten.

Häufige Ursachen von Rückenschmerzen (zB Verspannungen, Bandscheibenvorfall, Wirbelgleiten)

Rückenschmerzen sind ein weit verbreitetes Problem, das viele Menschen betrifft. Es gibt verschiedene Ursachen, die zu Rückenschmerzen führen können.

Eine häufige Ursache sind **Verspannungen** im Rückenbereich. Diese können durch eine **falsche Haltung, einseitige Belastungen oder unerwartete Bewegung** entstehen.

Auch **Stress und psychische Belastungen** können zu Verspannungen führen.

Ein **Bandscheibenvorfall** ist eine weitere häufige Ursache von Rückenschmerzen. Dabei kommt es zu einem Austritt von Bandscheibengewebe aus dem äußeren Ring der Bandscheibe, was zu einer Reizung oder Kompression der umliegenden Nerven führen kann. Ein Bandscheibenvorfall tritt meist im unteren Rückenbereich auf.

Das Wirbelgleiten, auch Spondylolisthesis genannt, ist eine Erkrankung, bei der sich ein Wirbelkörper nach vorne verschiebt und auf den darunter liegenden Wirbelkörper drückt. Dies kann zu Schmerzen im Rückenbereich führen. Ursachen für ein Wirbelgleiten können angeborene Fehlbildungen, Erkenntnisse oder eine Überlastung der Wirbelsäule sein.

Weitere mögliche Ursachen von Rückenschmerzen sind Arthrose, Osteoporose, Muskelzerrungen oder -risse sowie Entzündungen.

Um Rückenschmerzen effektiv zu behandeln, ist es wichtig, die Ursache zu kennen und gezielt dagegen vorzugehen.

Eine Kombination aus gezieltem Training zur Stärkung der Rückenmuskulatur, Bewegungstherapie und gegebenenfalls medikamentöser Behandlung kann hierbei hilfreich sein.

Weitere Faktoren, die Rückenbeschwerden begünstigen können (zB Übergewicht, Bewegungsmangel, Stress)

Neben den häufigen Ursachen von Rückenbeschwerden können auch weitere Faktoren das Risiko für Rückenschmerzen erhöhen oder das Auftreten von Rückenschmerzen begünstigen.

Zu diesen **Faktor**en zählt unter anderem **Übergewicht**. Durch das zusätzliche Gewicht werden die Gelenke und die Wirbelsäule stärker belastet, was zu Verschleißerscheinungen und Schmerzen führen kann.

Auch **Bewegungsmangel** kann ein Risikofaktor für Rückenbeschwerden sein. Wenn der Rücken nicht ausreichend bewegt wird, können die Muskeln und Gelenke schwächer werden, was zu Schmerzen und Einschränkungen führen kann.

Ein weiterer **Faktor**, der Rückenschmerzen begünstigen kann, ist **Stress**. Stress kann zu Verspannungen der Muskulatur und zu einer erhöhten Anspannung im Rückenbereich führen. Zudem kann Stress auch zu einer schlechteren Durchblutung und zu Entzündungsreaktionen im Körper führen, was ebenfalls Rückenschmerzen verursachen kann.

Weitere **Faktor**en, die das Risiko für Rückenschmerzen erhöhen können, sind eine **schlechte Körperhaltung, falsches Heben oder Tragen von Lasten, Rauchen oder auch Belastungen durch bestimmte Berufe oder Sportarten**.

Es ist wichtig, diese Faktoren zu kennen und gegebenenfalls zu vermeiden, um das Risiko für Rückenbeschwerden zu reduzieren.

Gefahren von dauerhaften Rückenschmerzen und deren Auswirkungen auf den Alltag

Dauerhafte Rückenschmerzen können nicht nur sehr unangenehm sein, sondern auch erhebliche Auswirkungen auf den Alltag haben.

Wenn Rückenschmerzen über längere Zeit auftreten, können sie zu Einschränkungen in der Mobilität und zu einem Verlust an Lebensqualität führen.

Die betroffenen Personen können ihre alltäglichen Aktivitäten wie Arbeiten, Einkaufen oder sogar das Treffen mit Freunden nicht mehr ausführen.

Zudem können dauerhafte Rückenschmerzen auch zu psychischen Belastungen führen, wie beispielsweise Angstzustände oder Depressionen.

Die betroffenen Personen leiden oft unter Schlafstörungen und sind krankgeschrieben.

Auch der soziale Rückzug kann eine Folge von dauerhaften Rückenschmerzen sein.

Darüber hinaus können sich Rückenschmerzen auch in anderen Körperregionen anzeigen.

So kann es beispielsweise zu Kopf- oder Nackenschmerzen kommen, die aufgrund einer veränderten Körperhaltung und Verspannungen im Rückenbereich entstehen.

Auch Probleme mit den Beinen oder den Armen können durch eine schlechte Haltung oder durch Schonhaltungen entstehen.

Es ist daher wichtig, Rückenschmerzen gegebenenfalls zu behandeln und gegebenenfalls vorzubeugen, um dauerhafte Schmerzen und deren Auswirkungen auf den Alltag zu vermeiden.

IV. PRAKTISCHE TIPPS FÜR EINEN RÜCKENFREUNDLICHE N ALLTAG

Im folgenden Kapitel werden praktische Tipps und Tricks vorgestellt, die dabei helfen sollen, den Alltag rückenfreundlicher zu gestalten. Dabei geht es nicht nur um spezielle Übungen oder Sportarten, sondern auch um Verhaltensweisen im Alltag, die eine gesunde Wirbelsäule begünstigen.

Zu den Tipps gehören beispielsweise:

- **Die richtige Haltung:**
Eine aufrechte Haltung entlastet die Wirbelsäule und kann Rückenschmerzen vorbeugen. Hierbei sollten insbesondere die Position des Kopfes und der Schultern beachtet werden.

- **Regelmäßige Bewegung:**
Eine regelmäßige Bewegung, wie zB oder Spaziergänge Radfahren, stärkt die Muskulatur und entlastet die Wirbelsäule.

- **Ergonomische Arbeitsplatzgestaltung:**
Ein ergonomischer Arbeitsplatz, der an die individuelle Körpergröße und -haltung angepasst ist, kann Rückenschmerzen vorbeugen.

- **Vermeiden von einseitigen Belastungen:**
Einseitige Belastungen, wie z.B. langes Sitzen oder Stehen, sollten vermieden werden.

- **Dehnungs- und Kräftigungsübungen:**
Spezielle Dehnungs- und Kräftigungsübungen können dabei helfen, die Rückenmuskulatur zu stärken und Verspannungen zu lösen.

- **Entspannungstechniken:**
Entspannungstechniken, wie beispielsweise Yoga oder progressive Muskelentspannung, können helfen, Stress abzubauen und Verspannungen zu lösen.

- **Gesunde Ernährung:**
Eine gesunde Ernährung, die ausreichend Vitamine und Mineralstoffe enthält, kann zur Gesundheit der Wirbelsäule beitragen.

- **Vermeiden von Übergewicht:**
Übergewicht belastet die Wirbelsäule zusätzlich und kann Rückenschmerzen begünstigen.

- **Ausreichend Schlaf:**
Ausreichender Schlaf kann dazu beitragen, dass sich die Muskulatur entspannt und sich die Wirbelsäule regenerieren kann.

Durch die Umsetzung dieser Tipps können Rückenschmerzen vorgebeugt und ein rückenfreundlicher Alltag gestaltet werden.

ERGONOMISCHES SITZEN AM ARBEITSPLATZ UND ZU HAUSE

Ergonomisches Sitzen am Arbeitsplatz und zu Hause ist von großer Bedeutung für die Gesundheit der Wirbelsäule und die Vorbeugung von Rückenbeschwerden. Eine falsche Sitzposition kann zu Verspannungen, Schmerzen und langfristigen Schäden führen.

Hier sind einige **Tipps für ergonomisches Sitzen**:

1. **Stuhl:**
Wählen Sie einen Bürostuhl mit verstellbarer Rückenlehne, Sitzhöhe und Armlehnen. Achten Sie darauf, dass der Stuhl eine ausreichende Lordosenstütze (Unterstützung des unteren Rückens) bietet.

2. **Sitzhöhe:**
Stellen Sie sicher, dass Ihre Füße flach auf dem Boden stehen und Ihre Knie im rechten Winkel gebeugt sind. Verwenden Sie bei Bedarf eine Fußstütze, um die optimale Sitzhöhe zu erreichen.

3. **Sitzposition:**

Setzen Sie sich mit aufrechter Körperhaltung und halten Sie den Rücken gerade. Die Schultern sollten entspannt sein und nicht nach vorne oder nach oben gezogen werden.

4. **Tischhöhe:**

Passen Sie die Höhe des Schreibtisches an, sodass Ihre Arme einen 90-Grad-Winkel bilden können, wenn Sie auf der Tastatur arbeiten. Verwenden Sie gegebenenfalls eine Tastaturablage, um die optimale Handgelenk Position zu erreichen.

5. **Bildschirmposition:**

Der Bildschirm sollte sich in Augenhöhe befinden, sodass Sie den Kopf nicht nach oben oder unten neigen müssen. Halten Sie den Bildschirm in einem angemessenen Abstand, um Augenbelastungen zu reduzieren.

6. **Pausen und Bewegung:**

Stehen Sie regelmäßig auf und machen Sie kurze Pausen, um sich zu strecken und zu bewegen. Machen Sie gezielte Übungen zur Entlastung der Wirbelsäule und zur Stärkung der Rückenmuskulatur.

7. **Arbeitsumgebung:**

Achten Sie auf eine gute Beleuchtung, um Augenbelastungen zu reduzieren. Vermeiden Sie übermäßige Lärmbelastung und schaffen Sie eine angenehme und ergonomische Arbeitsatmosphäre.

Diese ergonomischen Richtlinien gelten nicht nur für den Arbeitsplatz, sondern **auch für das Sitzen zu Hause**, z.B. beim Arbeiten am Schreibtisch oder beim Entspannen auf dem Sofa. Durch die Einhaltung dieser Empfehlungen können Sie die

Belastung der Wirbelsäule verringern und Ihre Gesundheit und Produktivität verbessern.

TIPPS ZUR RICHTIGEN KÖRPERHALTUNG IM ALLTAG

Eine richtige Körperhaltung im Alltag ist von großer Bedeutung, um Rückenbeschwerden vorzubeugen und eine gute Wirbelsäulengesundheit zu fördern.

Hier sind einige **Tipps zur richtigen Körperhaltung** im Alltag:

1. **Stehen:**

Halten Sie Ihren Rücken gerade, ziehen Sie die Schultern nach hinten und stellen Sie sicher, dass Ihr Gewicht gleichmäßig auf beiden Beinen verteilt ist. Vermeiden Sie es, in eine Schieflage zu geraten oder das Gewicht auf ein Bein zu verlagern.

2. **Gehen:**

Gehen Sie aufrecht und schwingen Sie Ihre Arme locker mit. Achten Sie darauf, dass Sie den ganzen Fuß aufsetzen und nicht nur mit der Ferse oder dem Ballen.

3. **Sitzen:**

Setzen Sie sich mit aufrechter Körperhaltung auf den Stuhl und halten Sie den Rücken gerade. Die Füße sollten flach auf dem Boden stehen oder auf einer Fußstütze ruhen. Vermeiden Sie es, die Beine übereinanderzuschlagen, da dies zu einer ungünstigen Haltung führen kann.

4. **Heben und Tragen:**

Beugen Sie die Knie, wenn Sie etwas vom Boden aufheben, und verwenden Sie die Kraft Ihrer Beine, anstatt den Rücken zu belasten. Halten Sie das Gewicht möglichst nahe am Körper und vermeiden Sie Verdrehungen oder plötzliche Bewegungen.

5. **Schlafen:**

Wählen Sie eine Matratze und ein Kissen, die Ihren Rücken optimal unterstützen. Eine mittelfeste Matratze und ein passendes Kissen können helfen, eine neutrale Wirbelsäulenposition während des Schlafes aufrechtzuerhalten.

6. **Bildschirmarbeit:**

Achten Sie darauf, dass der Bildschirm auf Augenhöhe positioniert ist, um Nackenverspannungen zu vermeiden. Sitzen Sie mit aufrechter Körperhaltung und stellen Sie sicher, dass Ihre Arme und Handgelenke eine entspannte Position einnehmen.

7. **Bewegungspausen:**

Machen Sie regelmäßige Pausen, um sich zu strecken und zu bewegen. Lange Phasen des Sitzens oder Stehens können zu Muskelverspannungen führen. Nutzen Sie diese Pausen, um Ihre Rückenmuskulatur zu lockern und zu stärken.

Eine gute Körperhaltung erfordert Bewusstsein und regelmäßige Übung. Indem Sie auf Ihre Körperhaltung achten und diese Tipps in den Alltag integrieren, können Sie dazu beitragen, Ihre Wirbelsäule zu entlasten und Rückenbeschwerden vorzubeugen.

AUSGEWOGENE ERNÄHRUNG UND IHRE AUSWIRKUNGEN AUF DIE WIRBELSÄULE

Eine ausgewogene Ernährung spielt nicht nur eine wichtige Rolle für die allgemeine Gesundheit, sondern hat auch Auswirkungen auf die Wirbelsäule. Eine gesunde Ernährung kann dazu beitragen, die Gesundheit der Wirbelsäule zu fördern und das Risiko von Rückenbeschwerden zu reduzieren.

Hier sind einige **Aspekte einer ausgewogenen Ernährung und ihre Auswirkungen** auf die Wirbelsäule:

1. **Kalzium und Vitamin D**:

Kalzium und Vitamin D sind essentiell für die Knochengesundheit, einschließlich der Wirbelsäule. Eine ausreichende Aufnahme dieser Nährstoffe kann die Knochenfestigkeit verbessern und das Risiko von Osteoporose und Wirbelkörperfrakturen verringern.

2. **Protein:**

Protein ist wichtig für den Aufbau und die Reparatur von Gewebe, einschließlich der Muskeln. Starke Muskeln tragen zur Stabilität und Unterstützung der Wirbelsäule bei. Achten Sie darauf, ausreichend Proteinquellen wie **mageres Fleisch, Fisch, Hülsenfrüchte und Milchprodukte** in Ihre Ernährung einzubeziehen.

3. **Antioxidantien:**
Antioxidantien wie Vitamin C, Vitamin E und Beta-Carotin können Entzündungen im Körper reduzieren. Chronische Entzündungen können zu Schmerzen und Schäden in der Wirbelsäule führen. **Frisches Obst, Gemüse, Nüsse und Samen** sind gute Quellen für Antioxidantien.

4. **Omega-3-Fettsäuren:**
Omega-3-Fettsäuren haben entzündungshemmende Eigenschaften und können helfen, Schmerzen und Entzündungen in den Gelenken zu reduzieren. Fisch wie **Lachs, Makrele und Hering sowie Leinsamen, Chiasamen und Walnüsse** sind reich an Omega-3-Fettsäuren.

5. **Hydration:**
Ausreichend Flüssigkeitszufuhr ist wichtig, um die Bandscheiben in der Wirbelsäule gut mit Nährstoffen zu versorgen. Trinken Sie ausreichend Wasser, um eine gute Hydratation aufrechtzuerhalten.

6. **Gesundes Körpergewicht:**
Eine ausgewogene Ernährung trägt auch dazu bei, ein gesundes Körpergewicht zu halten. Übergewicht belastet die Wirbelsäule zusätzlich und erhöht das Risiko von Rückenbeschwerden. Eine gesunde Ernährung in Kombination mit körperlicher Aktivität kann dazu beitragen, ein gesundes Gewicht zu erreichen und aufrechtzuerhalten.

Es ist wichtig zu beachten, dass eine ausgewogene Ernährung nur ein Teil eines gesunden Lebensstils ist, der auch körperliche Aktivität, Stressbewältigung und ausreichend Schlaf umfasst. Indem Sie eine ausgewogene Ernährung mit anderen gesunden Gewohnheiten kombinieren, können Sie die Gesundheit Ihrer Wirbelsäule fördern und das Risiko von Rückenbeschwerden verringern.

REGELMÄSSIGE BEWEGUNG UND SPORT ZUR KRÄFTIGUNG DER RÜCKENMUSKULATUR

Regelmäßige Bewegung und Sport sind entscheidend, um die Rückenmuskulatur zu kräftigen und die Gesundheit der Wirbelsäule zu fördern. Durch gezielte Übungen werden die Muskeln gestärkt, die die Wirbelsäule stabilisieren und unterstützen.

Hier sind einige Möglichkeiten, wie **regelmäßige Bewegung und Sport zur Kräftigung** der Rückenmuskulatur beitragen können:

1. **Krafttraining:**
Gezieltes Krafttraining ist besonders effektiv, um die Rückenmuskulatur zu stärken. Übungen wie Rückenstrecker, Rudern, Latzug und Kreuzheben zielen direkt auf die Muskeln im oberen, mittleren und unteren Rückenbereich ab. Durch regelmäßiges Krafttraining können Sie die Rückenmuskulatur aufbauen und gleichzeitig die Wirbelsäule stabilisieren.

2. **Pilates:**
Pilates ist eine sanfte und effektive Trainingsmethode, die darauf

abzielt, die Körperhaltung zu verbessern und die tiefe Bauch- und Rückenmuskulatur zu kräftigen. Die Übungen im Pilates konzentrieren sich auf die Stärkung des Powerhouse-Bereichs, der den Rumpf umgibt und die Wirbelsäule stabilisiert.

3. **Yoga:**
Yoga bietet eine Kombination aus Dehnung, Kräftigung und Gleichgewichtstraining. Durch **Yoga-Posen** wie den **herabschauenden Hund, die Kobra und den Berg** können Sie die Rückenmuskulatur dehnen und stärken. Gleichzeitig verbessert Yoga die Flexibilität und fördert die Körperhaltung.

4. **Schwimmen:**
Schwimmen ist eine hervorragende Sportart, um die Rückenmuskulatur zu stärken, da das Wasser einen sanften Widerstand bietet und gleichzeitig die Gelenke entlastet. Stilarten wie das Kraulen und Rückenschwimmen sind besonders effektiv für die Kräftigung der Rückenmuskulatur.

5. **Aerobic und Cardio-Training:**
Auch aerobe Aktivitäten wie Joggen, Fahrradfahren, Tanzen oder Zumba können zur Stärkung der Rückenmuskulatur beitragen. Durch regelmäßiges Ausdauertraining wird die Durchblutung verbessert, was zu einer besseren Versorgung der Muskeln mit Nährstoffen und Sauerstoff führt.

Es ist wichtig, die Übungen korrekt auszuführen und auf die individuellen Bedürfnisse und Fähigkeiten des eigenen Körpers zu achten. Konsultieren Sie bei Bedarf einen qualifizierten Trainer oder Physiotherapeuten, um eine geeignete Trainingsroutine zu erstellen.

Durch regelmäßige Bewegung und Sport, die auf die Kräftigung der Rückenmuskulatur abzielen, können Sie die Stabilität und Unterstützung Ihrer Wirbelsäule verbessern. Eine starke Rückenmuskulatur kann Rückenbeschwerden vorbeugen, die Körperhaltung verbessern und die Wirbelsäule insgesamt gesund halten.

ENTSPANNUNGSÜBUN GEN ZUR VORBEUGUNG VON VERSPANNUNGEN UND STRESSABBAU

Entspannungsübungen sind eine wertvolle Methode, um Verspannungen zu lösen und Stress abzubauen. Durch regelmäßige Entspannungspraktiken können Sie Ihre körperliche und mentale Gesundheit verbessern und Rückenbeschwerden vorbeugen.

Hier sind **einige Entspannungsübungen**, die Ihnen helfen können:

1. Progressive Muskelentspannung:

Bei dieser Technik werden die Muskeln systematisch angespannt und entspannt. Beginnen Sie mit den Zehen und arbeiten Sie sich bis zum Kopf vor. Durch diese Methode können Sie bewusst Spannungen in Ihrem Körper erkennen und gezielt lösen.

2. Atemübungen:

Konzentrieren Sie sich auf Ihre Atmung und nehmen Sie bewusst wahr, wie sich Ihr Körper beim Ein- und Ausatmen entspannt.

Langsames und tiefes Atmen hilft dabei, Stress abzubauen und die Muskulatur zu entspannen.

3. Yoga und Stretching:

Yoga-Posen und Stretching-Übungen können helfen, Verspannungen in verschiedenen Bereichen des Körpers, einschließlich des Rückens, zu lösen. Durch sanfte Dehnungen und das Halten der Positionen können Sie die Muskeln entspannen und gleichzeitig Flexibilität und Beweglichkeit verbessern.

4. Meditation:

Setzen Sie sich in eine bequeme Position, schließen Sie die Augen und konzentrieren Sie sich auf Ihren Atem oder wiederholen Sie ein beruhigendes Mantra. Meditation hilft dabei, den Geist zu beruhigen, Stress abzubauen und eine innere Ruhe zu finden.

5. Autogenes Training:

Autogenes Training ist eine Technik, bei der Sie sich auf bestimmte Sätze oder Vorstellungen konzentrieren, um körperliche und geistige Entspannung zu erreichen. Indem Sie positive Suggestionen verwenden, können Sie Stress abbauen und Verspannungen lösen.

6. Massage:

Eine professionelle Massage oder Selbstmassage kann Verspannungen im Rücken lösen und eine tiefe Entspannung fördern. Verwenden Sie Massageöle oder -cremes und massieren Sie sanft Ihre Rückenmuskulatur, um die Durchblutung zu verbessern und Spannungen abzubauen.

Diese Entspannungsübungen können einzeln oder in Kombination angewendet werden, je nach individuellen Vorlieben und Bedürfnissen.

Regelmäßige Praxis ist wichtig, um die besten Ergebnisse zu

erzielen. Nehmen Sie sich regelmäßig Zeit für Entspannung, um Stress abzubauen, Verspannungen zu lösen und die Gesundheit

Ihres Rückens zu fördern. Indem Sie regelmäßig Entspannungsübungen in Ihren Alltag integrieren, können Sie nicht nur akute Verspannungen lösen, sondern auch langfristig zur Vorbeugung von Rückenbeschwerden beitragen.

Es ist wichtig, eine ruhige und entspannte Umgebung zu schaffen, in der Sie sich ungestört auf die Übungen konzentrieren können. Finden Sie einen Ort, an dem Sie sich wohl fühlen und sich vollständig entspannen können. Nehmen Sie sich Zeit für diese Praktiken und machen Sie sie zu einem festen Bestandteil Ihres Tagesablaufs.

Indem Sie Entspannungsübungen regelmäßig durchführen, können Sie nicht nur körperliche Spannungen lösen, sondern auch geistige Ruhe finden. Stressabbau ist wichtig, da chronischer Stress zu Muskelverspannungen führen kann, die wiederum Rückenschmerzen verursachen können.

Denken Sie daran, dass jeder Körper anders ist, und es ist wichtig, auf die Bedürfnisse Ihres eigenen Körpers zu hören. Wenn Sie spezifische Rückenbeschwerden haben, sollten Sie vor Beginn eines Entspannungsprogramms mit einem Arzt oder Physiotherapeuten sprechen, um sicherzustellen, dass die Übungen für Sie geeignet sind.

Entspannungsübungen können Ihnen helfen, Verspannungen zu lösen, Stress abzubauen und Ihre allgemeine Rückengesundheit zu verbessern. Indem Sie sich regelmäßig Zeit für Entspannung nehmen, investieren Sie in Ihr körperliches und seelisches Wohlbefinden und tragen zur Vorbeugung von Rückenbeschwerden bei.

GANZHEITLICHE ANSÄTZE ZUR SCHMERZLINDERUNG (ZB AKUPUNKTUR, YOGA, PROGRESSIVE MUSKELENTSPANNUN G)

Ganzheitliche Ansätze zur Schmerzlinderung können eine effektive Ergänzung zu konventionellen Behandlungsmethoden bei Rückenschmerzen sein. Sie betrachten den Körper als Ganzes und zielen darauf ab, das körperliche und geistige Wohlbefinden zu verbessern.

Hier sind einige **ganzheitliche Ansätze**, die bei Rückenbeschwerden beitragen können:

1. **Akupunktur:** Die traditionelle chinesische Medizin betrachtet den Körper als ein Energiesystem, in dem Blockaden im Energiefluss zu Schmerzen führen können. Durch das Setzen feiner Nadeln an spezifischen Akupunkturpunkten sollen Blockaden gelöst und der

Energiefluss wiederhergestellt werden. Akupunktur kann dabei helfen, Schmerzen zu lindern und die körperliche Balance wiederherzustellen.

2. **Yoga:** Yoga kombiniert körperliche Übungen, Atmung und Meditation, um Körper und Geist zu stärken. Spezifische Yoga-Posen können die Flexibilität verbessern, die Muskulatur kräftigen und die Körperhaltung unterstützen. Yoga fördert auch Entspannung und Stressabbau, was zur Schmerzlinderung beitragen kann.

3. **Progressive Muskelentspannung:** Diese Methode beinhaltet das bewusste Anspannen und Entspannen bestimmter Muskelgruppen, um körperliche und geistige Entspannung zu erreichen. Durch regelmäßiges Üben können Muskelverspannungen gelöst und Schmerzen reduziert werden.

4. **Mind-Body-Techniken:** Methoden wie Meditation, Achtsamkeitstraining und Atemtechniken können helfen, Stress abzubauen und die Schmerzwahrnehmung zu reduzieren. Durch das Trainieren des Geistes können Sie lernen, den Schmerz besser zu bewältigen und eine positive Einstellung zu entwickeln.

5. **Massage:** Eine professionelle Massage oder Selbstmassage kann Verspannungen lösen und die Durchblutung verbessern. Durch sanfte Berührungen und gezielte Massagetechniken kann die Muskelspannung reduziert und die Schmerzlinderung gefördert werden.

Es ist wichtig zu beachten, dass diese ganzheitlichen Ansätze individuell unterschiedlich wirken können. Jeder Mensch reagiert möglicherweise unterschiedlich auf verschiedene Methoden. Es ist ratsam, mit einem qualifizierten Fachmann zusammenzuarbeiten, um die geeigneten ganzheitlichen Ansätze zu identifizieren und sicherzustellen, dass sie zu Ihren spezifischen Bedürfnissen passen.

Ganzheitliche Ansätze zur Schmerzlinderung können eine sinnvolle Ergänzung zu einer umfassenden Behandlungsstrategie bei Rückenbeschwerden sein. Indem sie den Körper als Ganzes betrachten und verschiedene Aspekte wie Energiefluss, Bewegung, Entspannung und Geist- Körper-Verbindung berücksichtigen, können sie dazu beitragen, Schmerzen zu lindern und das allgemeine Wohlbefinden zu verbessern.

V. MASSNAHMEN BEI AKUTEN RÜCKENSCHMERZEN

Bei akuten Rückenschmerzen ist es wichtig, angemessene Maßnahmen zu ergreifen, um die Schmerzen zu lindern und eine schnellstmögliche Genesung zu fördern.

Hier sind einige **Maßnahmen, die bei akuten Rückenschmerzen hilfreich sein könnten**:

1. **Ruhe und Schonung:**

Bei akuten Rückenschmerzen ist es oft ratsam, sich eine kurze Zeit auszuruhen und die Belastung der betroffenen Region zu reduzieren. Dies bedeutet jedoch nicht, dass Sie sich komplett schonen sollten. **Es ist wichtig, in Bewegung zu bleiben** und leichte Aktivitäten durchzuführen, um eine Verschlechterung der Symptome zu vermeiden.

2. **Wärmeanwendungen:**

Die Anwendung von Wärme in Form von warmen Kompressen, Wärmflaschen oder warmen Bädern kann die Durchblutung verbessern, die Muskeln entspannen und die Schmerzen lindern. Achten Sie jedoch darauf, die Wärmeanwendung nicht zu lange oder zu heiß durchzuführen, um Verbrennungen oder weitere Schäden zu vermeiden.

3. **Physiotherapie:**

Eine physiotherapeutische Behandlung kann bei akuten Rückenschmerzen hilfreich sein. Ein Physiotherapeut kann Ihnen gezielte Übungen zur Stärkung der Rückenmuskulatur und Verbesserung der Körperhaltung zeigen. Zusätzlich können verschiedene therapeutische Techniken wie Massage, manuelle Therapie oder Elektrotherapie eingesetzt werden, um die Schmerzen zu lindern.

4. **Ergonomische Anpassungen:**

Überprüfen Sie Ihre Arbeitsplatz- und Wohnsituation auf ergonomische Mängel und nehmen Sie gegebenenfalls Anpassungen vor. Eine gute Körperhaltung, ergonomische Möbel und Hilfsmittel können helfen, eine bessere Unterstützung für den Rücken zu bieten und weitere Schäden zu vermeiden.

5. **Rückengymnastik:**

Bestimmte Übungen und Bewegungen, die speziell auf den Rücken abzielen, können helfen, die Muskeln zu stärken, die Flexibilität zu verbessern und die Stabilität der Wirbelsäule zu fördern. Eine gezielte Rückengymnastik unter Anleitung eines Physiotherapeuten kann dazu beitragen, die Genesung zu beschleunigen und das Risiko weiterer Rückenschmerzen zu verringern.

Es ist wichtig zu beachten, dass akute Rückenschmerzen in den meisten Fällen von selbst abklingen. Wenn jedoch die Schmerzen länger als ein paar Tage anhalten, sehr intensiv sind oder von anderen Symptomen begleitet werden, ist es **wichtig, einen Arzt aufzusuchen, um die Ursache der Schmerzen abzuklären und eine geeignete Behandlung zu erhalten.**

Es ist wichtig, einen Arzt oder Physiotherapeuten aufzusuchen, um eine genaue Diagnose zu erhalten und eine auf Ihre spezifischen Bedürfnisse abgestimmte Behandlungsstrategie zu entwickeln.

Zusätzlich zu den genannten Maßnahmen bei akuten Rückenschmerzen sollten Sie darauf achten, Ihren Rücken im Alltag zu entlasten.

Dies umfasst beispielsweise

- **das Tragen von ergonomischem Schuhwerk,**
- **das Heben schwerer Gegenstände mit richtiger Technik,**
- **das Vermeiden von längeren sitzenden oder stehenden Tätigkeiten ohne Pausen sowie**
- **das regelmäßige Durchführen von Aufwärm- und Dehnübungen vor körperlicher Belastung.**

Denken Sie daran, dass **Prävention der beste Ansatz** ist, um Rückenschmerzen vorzubeugen. Eine gesunde Lebensweise, regelmäßige Bewegung, eine ausgewogene Ernährung und der Verzicht auf schlechte Gewohnheiten wie Rauchen können dazu beitragen, die Gesundheit Ihrer Wirbelsäule zu erhalten.

Nehmen Sie akute Rückenschmerzen ernst und treffen Sie geeignete Maßnahmen, um eine schnelle Genesung zu fördern. Durch eine Kombination aus Ruhe, Wärmebehandlung, Physiotherapie, ergonomischen Anpassungen und gezieltem Training können Sie Ihren Rücken stärken, Schmerzen lindern und Ihre Lebensqualität verbessern.

SOFORTMASSNAHMEN BEI AKUTEN RÜCKENSCHMERZEN (ZB WÄRME- UND KÄLTEBEHANDLUNG)

Bei akuten Rückenschmerzen sind Sofortmaßnahmen wichtig, um die Beschwerden zu lindern und eine schnellstmögliche Erleichterung zu erreichen.

Hier sind einige Sofortmaßnahmen, die bei akuten Rückenschmerzen hilfreich sein können:

1. Wärmebehandlung:

Die Anwendung von Wärme kann dazu beitragen, die Durchblutung zu verbessern, die Muskeln zu entspannen und die Schmerzen zu lindern. Sie können eine Wärmflasche >>> https://amzn.to/42zBM3F , ein warmes Körnerkissen >>> https://amzn.to/45Ose3i oder ein warmes Bad verwenden. Achten Sie darauf, die Wärme nicht zu heiß einzustellen und legen Sie ein dünnes Tuch zwischen die Wärmequelle und Ihre Haut, um Verbrennungen zu vermeiden.

2. Kältebehandlung:

In den ersten 48 Stunden nach dem Auftreten akuter Rückenschmerzen kann die Anwendung von Kälte helfen, Entzündungen zu reduzieren und Schmerzen zu lindern. Wickeln Sie dazu eine Eispackung oder eine Kühlkompresse >>> https://amzn.to/3O986Gq in ein dünnes Tuch und legen Sie sie für etwa 15 bis 20 Minuten auf die schmerzhafte Stelle. Achten Sie darauf, die Kälte nicht direkt auf die Haut aufzutragen, um Erfrierungen zu vermeiden.

3. Schonung und Ruhe:

In den ersten Stunden nach dem Auftreten akuter Rückenschmerzen ist es ratsam, sich etwas zu schonen und Aktivitäten zu vermeiden, die die Schmerzen verschlimmern könnten. Gleichzeitig ist es wichtig, in Bewegung zu bleiben und leichte Aktivitäten durchzuführen, um eine Steifheit zu verhindern. Bettruhe sollte vermieden werden, da sie zu Muskelsteifheit und Schwächung führen kann.

4. Unterstützende Körperhaltung:

Achten Sie auf eine aufrechte und unterstützende Körperhaltung, insbesondere beim Sitzen und Stehen. Verwenden Sie ergonomische Stühle mit guter Lendenwirbelstütze und achten Sie darauf, dass Ihr Arbeitsplatz entsprechend eingerichtet ist.

5. Sanfte Dehnübungen:

Führen Sie sanfte Dehnübungen durch, um die Muskeln zu entspannen und die Beweglichkeit zu verbessern. Achten Sie darauf, die Übungen langsam und vorsichtig auszuführen, ohne den Schmerz zu verstärken.

Es ist wichtig zu beachten, dass diese Sofortmaßnahmen die Symptome vorübergehend lindern können, aber keine langfristige Lösung bieten. Wenn die Schmerzen anhalten oder sich verschlimmern, suchen Sie einen Arzt auf, um die Ursache der Rückenschmerzen zu diagnostizieren und eine angemessene Behandlung zu erhalten.

Denken Sie daran, dass jeder Fall individuell ist und was für eine Person funktioniert, möglicherweise nicht für eine andere geeignet ist.

Wenn Sie akute Rückenschmerzen haben, ist es ratsam, individuell auf Ihren Körper zu hören und zu beobachten, welche Maßnahmen Ihnen am besten helfen.

Zusätzlich zu den genannten Sofortmaßnahmen ist es wichtig, die langfristige Behandlung und Prävention von Rückenschmerzen anzugehen. Dies umfasst regelmäßige Bewegung und Sport, um die Rückenmuskulatur zu stärken und die Flexibilität zu verbessern. Achten Sie jedoch darauf, Übungen und Aktivitäten zu wählen, die Ihren Rücken nicht übermäßig belasten oder weitere Schäden verursachen.

Eine gute Körperhaltung im Alltag ist ebenfalls entscheidend, um Rückenschmerzen vorzubeugen. Achten Sie darauf, Ihren Rücken gerade zu halten, die Schultern zurückzuziehen und das Gewicht gleichmäßig auf beide Beine zu verteilen. Vermeiden Sie langes Sitzen oder Stehen in einer Position und nehmen Sie regelmäßig kurze Pausen, um sich zu bewegen und zu dehnen.

Darüber hinaus sollten Sie auf eine gesunde Ernährung achten, die reich an Nährstoffen ist und zur Stärkung der Knochen und Muskeln beiträgt.

Trinken Sie ausreichend Wasser, um den Körper hydratisiert zu halten, und **vermeiden Sie** schlechte Gewohnheiten wie **Rauchen**, da diese den Heilungsprozess beeinträchtigen können.

Rückenschmerzen können auch durch Stress und psychische Belastungen verstärkt werden. Daher ist es wichtig, Entspannungstechniken wie Meditation, Atemübungen oder Yoga in den Alltag zu integrieren, um Stress abzubauen und die mentale Gesundheit zu fördern.

Es ist unbedingt **WICHTIG** einen **Arzt aufsuchen**, um eine genaue Diagnose zu erhalten und eine geeignete Behandlung zu erhalten. Denken Sie daran, dass jeder Rücken unterschiedlich ist, und eine individuell angepasste Behandlung kann dazu beitragen, die Beschwerden zu lindern und eine schnelle Genesung zu ermöglichen.

ÜBUNGEN ZUR SCHMERZLINDERUNG UND KRÄFTIGUNG DER RÜCKENMUSKULATUR

Um die Rückenmuskulatur zu stärken, gibt es eine Vielzahl von Übungen, die Sie in Ihren Alltag integrieren können.

Hier sind einige Beispiele für **Übungen zur Kräftigung der Rückenmuskulatur**:

1. Brücke:

Legen Sie sich auf den Rücken, beugen Sie die Knie und stellen Sie die Füße flach auf den Boden. Heben Sie dann das Becken an, bis Ihr Körper eine gerade Linie bildet. Halten Sie die Position für einige Sekunden und senken Sie das Becken dann langsam ab. Wiederholen Sie die Übung mehrmals.

2. Unterarmstütze:

Gehen Sie in die Bauchlage und stützen Sie sich auf die Unterarme. Heben Sie den Körper vom Boden ab und halten Sie den Rücken gerade. Halten Sie diese Position für 30 Sekunden bis eine Minute und wiederholen Sie die Übung mehrmals.

3. Knie-an-Brust-Dehnung:

Legen Sie sich auf den Rücken und ziehen Sie ein Knie zur Brust. Halten Sie das Knie mit den Händen fest und spüren Sie die

Dehnung im unteren Rücken. Halten Sie die Position für etwa 30 Sekunden und wechseln Sie dann das Bein.

4. **Superman:**

Gehen Sie auf alle Viere und strecken Sie den rechten Arm nach vorne und das linke Bein nach hinten aus. Halten Sie die Position für einige Sekunden und wechseln Sie dann die Seite. Wiederholen Sie die Übung mehrmals.

5. **Seitliche Planke:**

Liegen Sie auf der Seite und stützen Sie sich auf den Unterarm. Heben Sie den Körper an, sodass nur der Unterarm und die Füße den Boden berühren. Halten Sie die Position für 30 Sekunden bis eine Minute und wechseln Sie dann die Seite.

6. **Kobra:**

Legen Sie sich auf den Bauch und platzieren Sie die Hände unter den Schultern. Drücken Sie den Oberkörper nach oben, wobei der untere Körperbereich den Boden berührt. Halten Sie die Position für einige Sekunden und senken Sie dann den Oberkörper wieder ab. Wiederholen Sie die Übung mehrmals.

Diese Übungen sollten unter Anleitung eines qualifizierten Trainers oder Physiotherapeuten durchgeführt werden, um sicherzustellen, dass sie korrekt ausgeführt werden und keine weiteren Schäden verursachen. Es ist wichtig, auf Ihren Körper zu hören und die Übungen langsam und kontrolliert durchzuführen. Beginnen Sie mit wenigen Wiederholungen und steigern Sie allmählich die Intensität.

Denken Sie daran, dass regelmäßige Bewegung und Kräftigung der Rückenmuskulatur entscheidend sind, um Rückenschmerzen vorzubeugen und die allgemeine Gesundheit der Wirbelsäule zu unterstützen. **Konsultieren Sie bei Rückenbeschwerden immer einen Arzt oder Physiotherapeuten**, um ein individuell angepasstes Übungsprogramm zu erhalten.

VI. FAZIT

Ein starkes und gesundes Rückgrat ist von großer Bedeutung für unsere körperliche Gesundheit und unser Wohlbefinden. Rückenbeschwerden können den Alltag stark beeinträchtigen und zu erheblichen Einschränkungen führen. Um dem entgegenzuwirken, ist es wichtig, sich über die Anatomie und Funktion der Wirbelsäule bewusst zu sein und Maßnahmen zu ergreifen, um Rückenbeschwerden vorzubeugen oder zu lindern.

Das Buch "Rückenfit im Alltag: Praktische Tipps und Tricks für eine starke und gesunde Wirbelsäule" bietet einen umfassenden Leitfaden, um Rückenschmerzen zu verstehen, ihre Ursachen zu identifizieren und praktische Maßnahmen zur Stärkung der Rückenmuskulatur umzusetzen.

Ich habe die Bedeutung einer starken und gesunden Wirbelsäule für die körperliche Gesundheit und das Wohlbefinden erörtert.
Durch eine gute Körperhaltung, regelmäßige Bewegung, eine ausgewogene Ernährung und Stressbewältigung können wir aktiv dazu beitragen, unseren Rücken zu schützen und Rückenbeschwerden vorzubeugen.
Ich habe die Anatomie der Wirbelsäule und ihre verschiedenen Abschnitte besprochen, um ein besseres Verständnis für ihre Funktion und Besonderheiten zu bekommen.
Zudem habe ich häufige Ursachen aufgezeigt, wie Verspannungen, Übergewicht, Bewegungsmangel und Stress, die Rückenbeschwerden begünstigen können.
Das Buch hat Ihnen auch praktische Tipps für einen rückenfreundlichen Alltag gegeben, angefangen bei

ergonomischem Sitzen am Arbeitsplatz und zu Hause bis hin zu Übungen zur richtigen Körperhaltung, einer ausgewogenen Ernährung und Entspannungsübungen zur Vorbeugung von Verspannungen und Stressabbau.

Ich habe auch ganzheitliche Ansätze wie Akupunktur, Yoga und Progressive Muskelentspannung aufgezeigt, die **zusätzlich zur konventionellen Behandlung nach Rücksprache mit dem behandelnden Arzt** eingesetzt werden können.

Schließlich habe ich Ihnen die Wärme- und Kältebehandlung sowie die Bedeutung eines angemessenen Bewegungsverhaltens und einer frühzeitigen ärztlichen Untersuchung empfohlen.

Mit diesem umfassenden Wissen können Sie aktiv dazu beitragen, Ihre Behandlung beim Arzt bzw. Physiotherapeuten zu unterstützen und Ihren Rücken zu schützen, Rückenschmerzen vorzubeugen.

Es liegt in unserer Verantwortung, die vorgestellten Tipps und Tricks in unseren Alltag zu integrieren und auf unseren Körper zu achten. Konsultieren Sie bei Bedenken oder anhaltenden Beschwerden immer einen Facharzt oder Physiotherapeuten, um eine individuell angepasste Behandlung zu erhalten.

Insgesamt bietet das Buch "Rückenfit im Alltag" eine wertvollen Leitfaden für Sie, die Ihre Rückengesundheit verbessern und Rückenbeschwerden effektiv angehen möchte.

Es zeigt auf, dass sie durch kleine Veränderungen im Alltag große Unterschiede machen können.

Indem Sie sich bewusst mit der Anatomie und Funktion Ihrer Wirbelsäule auseinandersetzen und die Ursachen von Rückenbeschwerden verstehen, können Sie gezielte Maßnahmen ergreifen, um diese zu vermeiden oder zu lindern.

Das Buch liefert praktische Tipps, die einfach in den Alltag integriert werden können, sei es am Arbeitsplatz, zu Hause oder während körperlicher Aktivitäten.

Ich habe Ihnen gezeigt, wie wichtig eine gute Körperhaltung ist und wie Sie diese im Alltag umsetzen können. Ergonomisches Sitzen am Arbeitsplatz und zu Hause kann dazu beitragen, eine gesunde Wirbelsäule zu erhalten.

Die richtige Körperhaltung beim Stehen, Gehen und Heben von Lasten kann ebenfalls viel bewirken.

Eine ausgewogene Ernährung spielt eine weitere wichtige Rolle für Ihre Rückengesundheit. Indem Sie Ihrem Körper die richtigen Nährstoffe zuführen, unterstützen Sie den Aufbau und die Stärkung unserer Muskeln und Knochen, einschließlich der Rückenmuskulatur.

Regelmäßige Bewegung und gezieltes Training sind unerlässlich, um Ihre Rückenmuskulatur zu kräftigen und die Flexibilität zu verbessern. Gezielte Übungen zur Stärkung Ihres Rückens können helfen, Rückenschmerzen vorzubeugen und die Stabilität der Wirbelsäule zu erhöhen.

Entspannungsübungen wie Stretching, Yoga oder die Progressive Muskelentspannung können Ihre Verspannungen lösen, Ihren Stress abbauen und somit auch Ihren Rückenschmerzen entgegenwirken.

Darüber hinaus werden ganzheitliche Ansätze wie Akupunktur und Yoga erwähnt, die als ergänzende Behandlungsmethoden eingesetzt werden können.

Es ist jedoch wichtig, sich vor der Anwendung solcher Methoden fachkundig beraten zu lassen.

Maßnahmen wie die Anwendung von Wärme- oder Kältebehandlungen können Ihnen eine vorübergehende Linderung bringen.

Dennoch sollten Sie bei anhaltenden oder starken Beschwerden immer einen Arzt konsultieren.

Insgesamt bietet das Buch "Rückenfit im Alltag" einen ganzheitlichen Ansatz zur Verbesserung der Rückengesundheit. Es liefert wertvolle Informationen, praktische Tipps und Übungen, um Rückenschmerzen zu lindern und vorzubeugen.

ZUSAMMENFASSUNG DER WICHTIGSTEN TIPPS UND TRICKS FÜR EINEN RÜCKENFREUNDLICHEN ALLTAG

1. **Achten Sie auf eine gute Körperhaltung:**
Sitzen Sie aufrecht und unterstützen Sie Ihren Rücken mit einer ergonomischen Sitzhaltung am Arbeitsplatz und zu Hause. Stehen Sie gerade und vermeiden Sie ein Hohlkreuz.

2. **Bewegen Sie sich regelmäßig:**
Engagieren Sie sich in körperlicher Aktivität, die die Rückenmuskulatur stärkt und die Flexibilität erhöht. Dazu gehören Übungen wie Schwimmen, Wandern, Yoga oder gezieltes Training der Rückenmuskulatur.

3. **Achten Sie auf Ihr Gewicht:**
Übergewicht belastet den Rücken zusätzlich. Eine ausgewogene Ernährung und regelmäßige Bewegung können helfen, ein gesundes Gewicht zu halten.

4. **Vermeiden Sie langes Sitzen oder Stehen:**

Sorgen Sie für Abwechslung und wechseln Sie zwischen Sitzen und Stehen. Machen Sie regelmäßige Pausen, um sich zu bewegen und Ihren Rücken zu entlasten.

5. **Heben Sie schwere Gegenstände richtig:**
   Beugen Sie Ihre Knie und halten Sie den Gegenstand nah am Körper. Vermeiden Sie es, schwere Lasten zu heben oder zu tragen, wenn es nicht unbedingt erforderlich ist.

6. **Nutzen Sie ergonomische Hilfsmittel:**
   Verwenden Sie bequeme und gut unterstützende Matratzen und Kissen beim Schlafen. Stellen Sie sicher, dass Ihr Arbeitsplatz ergonomisch eingerichtet ist und verwenden Sie gegebenenfalls Hilfsmittel wie ergonomische Stühle >>> https://amzn.to/459jHLI oder Tastaturen >>> https://amzn.to/42pJxsZ .

7. **Entspannen Sie regelmäßig:**
   Praktizieren Sie Entspannungstechniken wie Stretching, Yoga oder Progressive Muskelentspannung, um Verspannungen zu lösen und Stress abzubauen.

8. **Vermeiden Sie einseitige Belastungen:**
   Verteilen Sie das Gewicht gleichmäßig, wenn Sie Lasten tragen. Vermeiden Sie einseitige Bewegungen oder einseitige Arbeitspositionen, die den Rücken einseitig belasten können.

9. **Hören Sie auf Ihren Körper:**
   Nehmen Sie Rückenschmerzen ernst und überschreiten Sie nicht Ihre körperlichen Grenzen. Ruhen Sie sich aus, wenn Sie Schmerzen verspüren, und suchen Sie bei anhaltenden oder starken Beschwerden einen Facharzt auf.

Indem Sie diese Tipps und Tricks in Ihren Alltag integrieren, können Sie aktiv dazu beitragen, Ihren Rücken zu schützen und

Rückenbeschwerden vorzubeugen. Denken Sie daran, dass jeder Körper einzigartig ist, und passen Sie die Ratschläge an Ihre individuellen Bedürfnisse an.

Konsultieren Sie bei Fragen oder Unsicherheiten immer einen Facharzt oder Physiotherapeuten, um eine maßgeschneiderte Beratung zu erhalten.

AUSBLICK:

Wie man langfristig eine gesunde Wirbelsäule erhalten kann.
Eine gesunde Wirbelsäule ist ein lebenslanges Ziel, das kontinuierliche Aufmerksamkeit und Pflege erfordert. Es ist wichtig zu verstehen, dass Rückengesundheit ein langfristiger Prozess ist, der regelmäßige Anstrengungen erfordert.

Hier sind einige wichtige Aspekte, um langfristig eine gesunde Wirbelsäule zu erhalten:

1. Aufrechterhaltung der richtigen Körperhaltung:
Bleiben Sie sich Ihrer Körperhaltung bewusst und achten Sie darauf, dass Sie sie auch im Alltag beibehalten. Setzen Sie die erlernten Techniken des ergonomischen Sitzens und der richtigen Körperhaltung konsequent um.

2. Fortführung der Bewegung und des Trainings:
Regelmäßige Bewegung und gezieltes Training sind der Schlüssel zur Stärkung der Rückenmuskulatur und zur Erhaltung der Flexibilität der Wirbelsäule. Integrieren Sie weiterhin körperliche Aktivität in Ihren Alltag und halten Sie Ihr Rückentraining aufrecht.

3. Beibehaltung eines gesunden Gewichts:
Übergewicht belastet die Wirbelsäule zusätzlich. Achten Sie auf eine ausgewogene Ernährung und regelmäßige körperliche Aktivität, um ein gesundes Gewicht zu halten.

4. Stressmanagement:
Stress kann zu Muskelverspannungen führen, die sich

negativ auf die Wirbelsäule auswirken können. Finden Sie Wege, um Stress abzubauen und Entspannungstechniken in Ihren Alltag zu integrieren.

5. **Regelmäßige ärztliche Untersuchungen:**

Regelmäßige ärztliche Untersuchungen können dazu beitragen, Probleme frühzeitig zu erkennen und zu behandeln. Lassen Sie sich von einem Facharzt untersuchen und besprechen Sie mögliche Rückenprobleme oder Bedenken.

6. **Aufmerksamkeit auf die Arbeitsplatzergonomie:**

Sowohl am Arbeitsplatz als auch zu Hause ist es wichtig, ergonomische Maßnahmen umzusetzen, um die Belastung der Wirbelsäule zu reduzieren. Überprüfen Sie regelmäßig Ihren Arbeitsplatz und passen Sie ihn gegebenenfalls an, um eine gute Körperhaltung und Unterstützung des Rückens sicherzustellen.

7. **Fortsetzung der richtigen Hebe- und Tragetechniken:**

Achten Sie darauf, schwere Gegenstände richtig zu heben und zu tragen, um unnötige Belastungen der Wirbelsäule zu vermeiden. Setzen Sie die richtigen Hebe- und Tragetechniken konsequent um, um Verletzungen vorzubeugen.

8. **Erforschung weiterer Behandlungsmöglichkeiten:**

Halten Sie sich über neue Entwicklungen in der Rückenbehandlung auf dem Laufenden. Es gibt ständig Fortschritte in der medizinischen und therapeutischen Forschung, die möglicherweise neue Möglichkeiten zur Behandlung und Erhaltung der Rückengesundheit bieten.

Indem Sie diese langfristigen Ansätze in Ihren Alltag integrieren, können Sie die Gesundheit Ihrer Wirbelsäule langfristig erhalten. Bleiben Sie konsequent und diszipliniert in Bezug auf Ihre Rückengesundheit und nehmen Sie sie als Priorität in Ihrem Leben wahr.

Denken Sie daran, dass jeder Mensch unterschiedlich ist und individuelle Bedürfnisse hat. Was für eine Person funktioniert, muss nicht unbedingt für eine andere Person gelten. Es ist wichtig, auf Ihren Körper zu hören und auf Veränderungen oder neue Bedürfnisse zu achten.

Es kann auch hilfreich sein, einen ganzheitlichen Ansatz zu verfolgen, der neben den genannten Punkten auch andere Aspekte wie gezielte Massagen, Akupunktur oder chiropraktische Behandlungen einbezieht. **Konsultieren Sie einen Facharzt oder einen Physiotherapeuten**, um individuelle Empfehlungen zu erhalten.

Denken Sie daran, dass die langfristige Erhaltung einer gesunden Wirbelsäule ein kontinuierlicher Prozess ist. Es erfordert bewusste Entscheidungen und Gewohnheitsänderungen im Alltag. Seien Sie geduldig mit sich selbst und geben Sie Ihrem Körper die Zeit, sich an neue Verhaltensweisen anzupassen.

Eine gesunde Wirbelsäule ist ein wesentlicher Bestandteil eines aktiven Lebens.

Investieren Sie Zeit und Energie in Ihre Rückengesundheit, um die Lebensqualität zu erhalten und möglichen Rückenbeschwerden vorzubeugen.